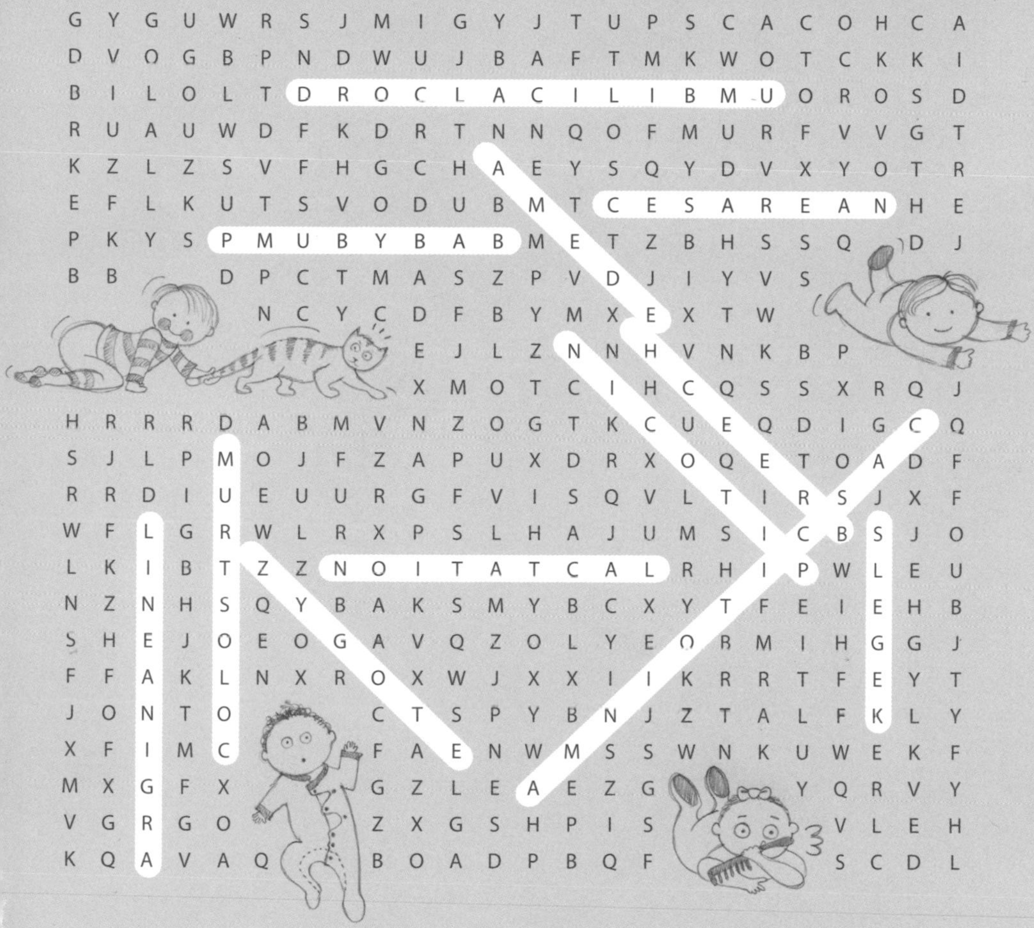
G Y G U W R S J M I G Y J T U P S C A C O H C A
D V O G B P N D W U J B A F T M K W O T C K K I
B I L O L T D R O C L A C I L I B M U O R O S D
R U A U W D F K D R T N N Q O F M U R F V V G T
K Z L Z S V F H G C H A E Y S Q Y D V X Y O T R
E F L K U T S V O D U B M T C E S A R E A N H E
P K Y S P M U B Y B A B M E T Z B H S S Q D J
B B D P C T M A S Z P V D J I Y V S
N C Y C D F B Y M X E X T W
E J L Z N N H V N K B P
X M O T C I H C Q S S X R Q J
H R R R D A B M V N Z O G T K C U E Q D I G C Q
S J L P M O J F Z A P U X D R X O Q E T O A D F
R R D I U E U U R G F V I S Q V L T I R S J X F
W F L G R W L R X P S L H A J U M S I C B S J O
L K I B T Z Z N O I T A T C A L R H I P W L E U
N Z N H S Q Y B A K S M Y B C X Y T F E I E H B
S H E J O E O G A V Q Z O L Y E O B M I H G G J
F F A K L N X R O X W J X X I I K R R T F E Y T
J O N T O C T S P Y B N J Z T A L F K L Y
X F I M C F A E N W M S S W N K U W E K F
M X G F X G Z L E A E Z G Y Q R V Y
V G R G O Z X G S H P I S V L E H
K Q A V A Q B O A D P B Q F S C D L

FIRST 100 WORDS

for expecting & new parents

Written by Karla Oceanak | Illustrated by Launie Parry

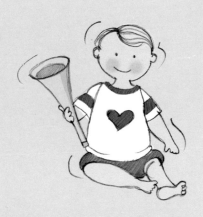

BAILIWICK PRESS

For Seth, Andy, and Eli, who taught me these words and so much more.
And for Scott. We made it. — K.O.

To Katie and Sarah, 100 words aren't enough to express my love for you. — L.P.

PUBLISHED BY: Bailiwick Press | 309 East Mulberry Street, Fort Collins, Colorado 80524
www.bailiwickpress.com

BOOK DESIGN BY: Launie Parry | Red Letter Creative | www.red-letter-creative.com

ISBN 978-1-934649-77-0

28 27 26 25 24 23 22 21 20 19 18

10 9 8 7 6 5 4 3 2 1

READY OR NOT...

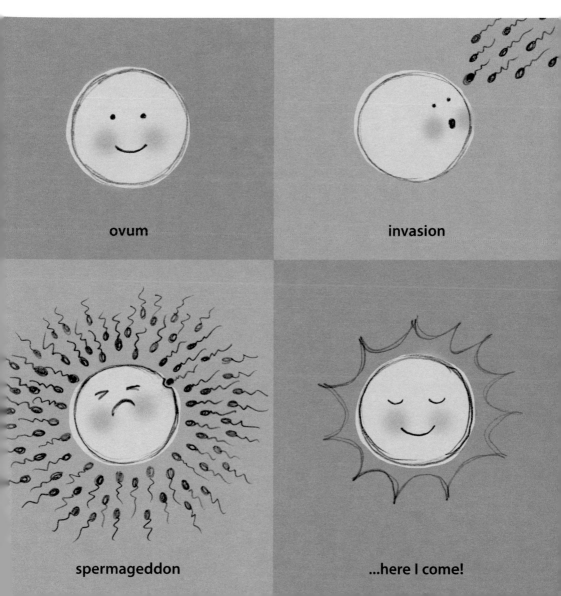

ovum

invasion

spermageddon

...here I come!

MOMENT OF TRUTH

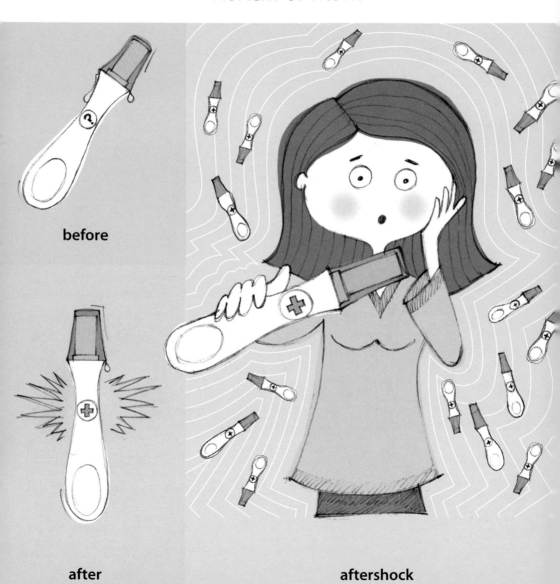

before

after

aftershock

EXPECTING

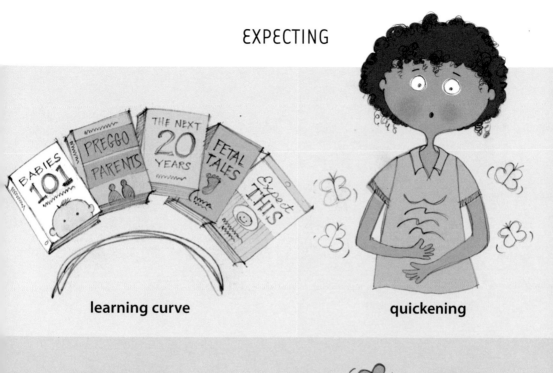

learning curve

quickening

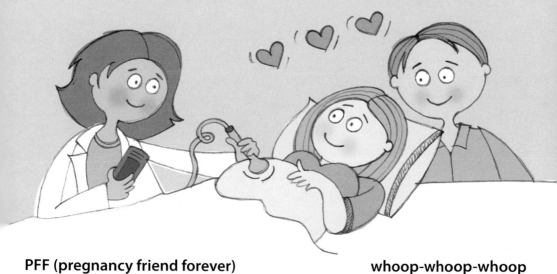

PFF (pregnancy friend forever)

whoop-whoop-whoop

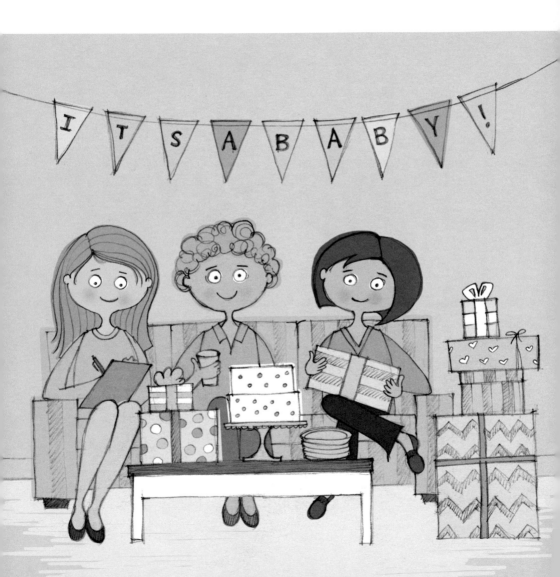

blessings

TRIMESTERS

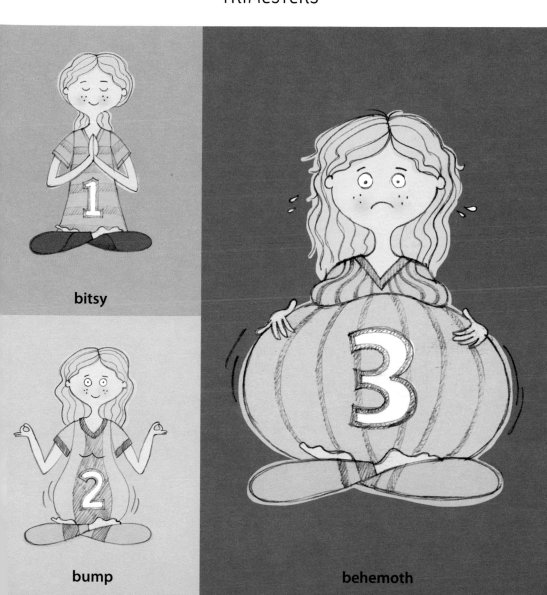

bitsy

bump

behemoth

BEFORE

storm, calm before the

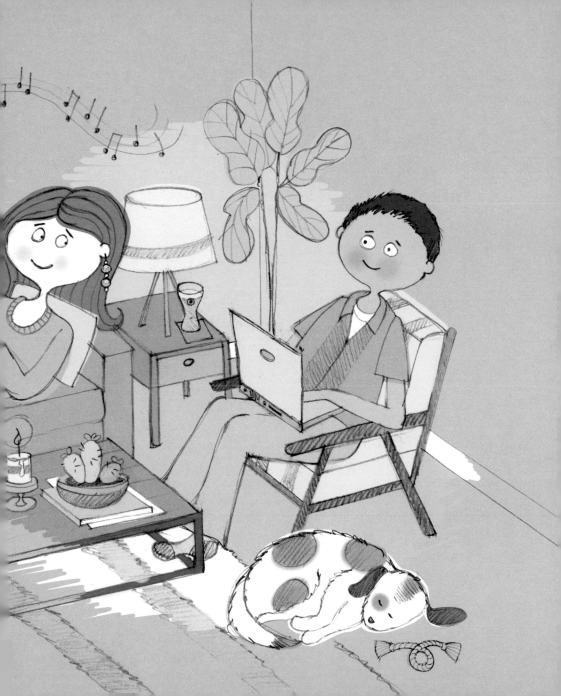

STILL EXPECTING

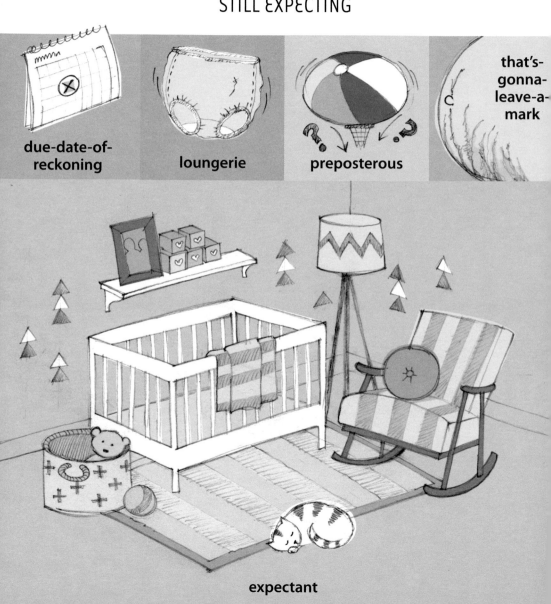

due-date-of-reckoning

loungerie

preposterous

that's-gonna-leave-a-mark

expectant

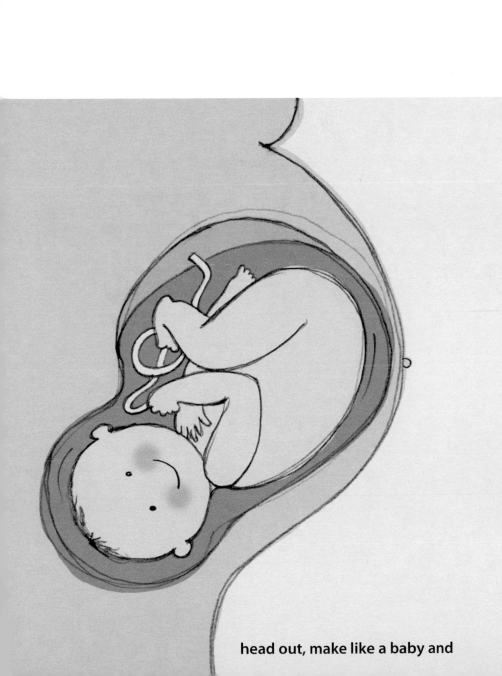

head out, make like a baby and

THE BIG DAY

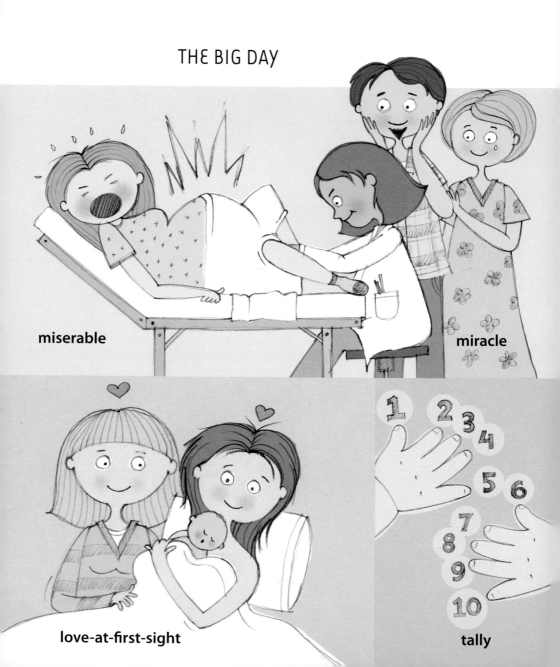

miserable

miracle

love-at-first-sight

tally

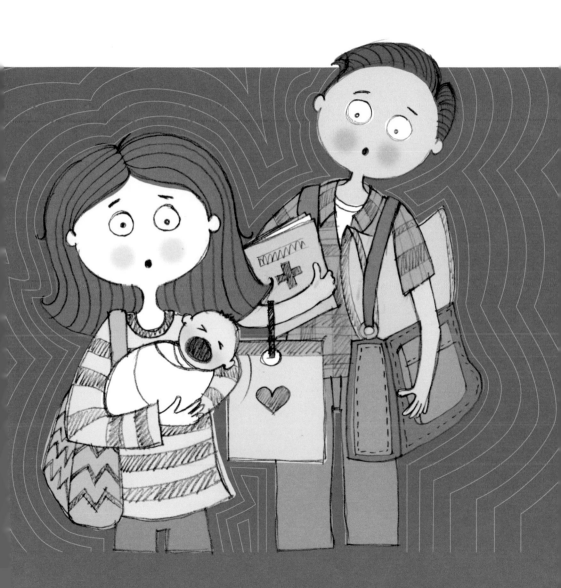

real aftershock

CRINGEWORTHY

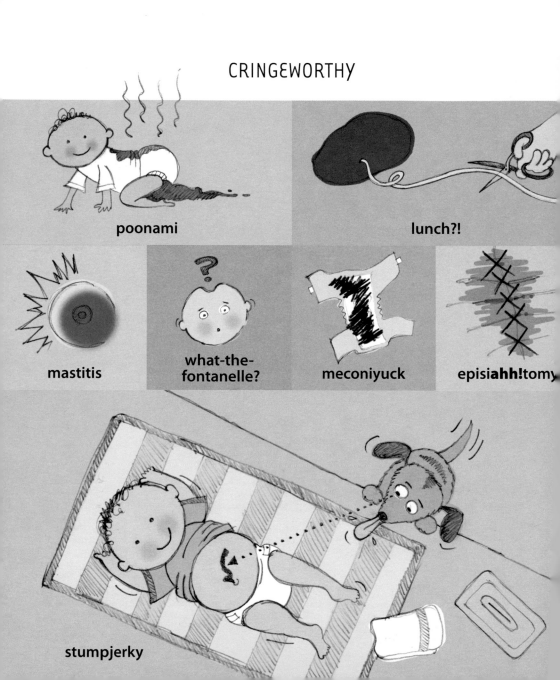

poonami

lunch?!

mastitis

what-the-fontanelle?

meconiyuck

episiahh!tomy

stumpjerky

NEWBIES

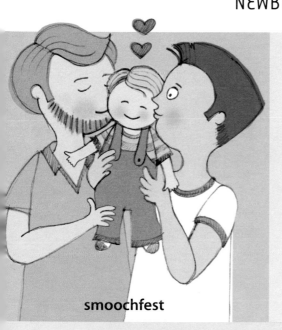

smoochfest

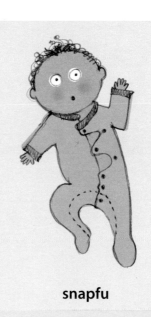

snapfu

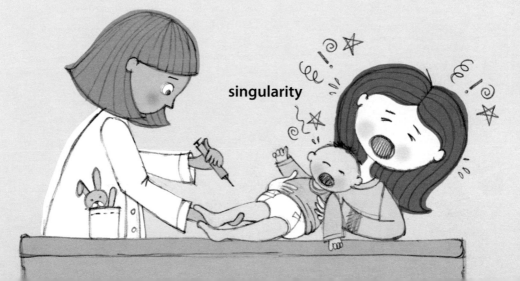

singularity

PARAPHERNALIA

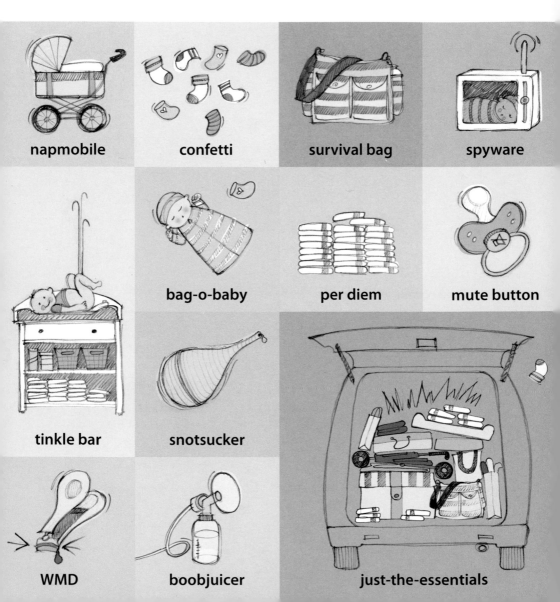

napmobile

confetti

survival bag

spyware

tinkle bar

bag-o-baby

per diem

mute button

snotsucker

WMD

boobjuicer

just-the-essentials

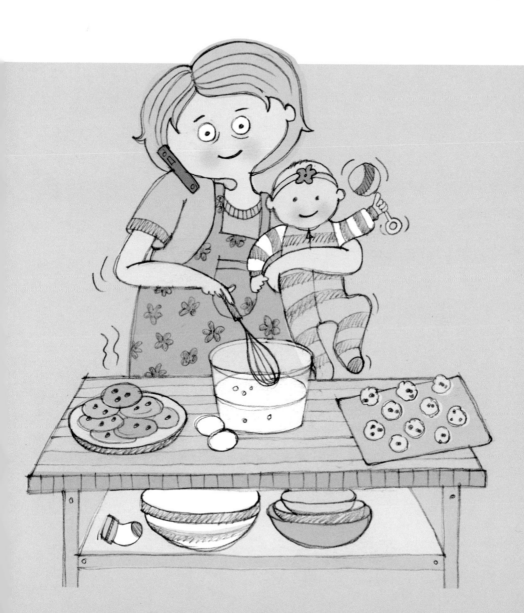

pro

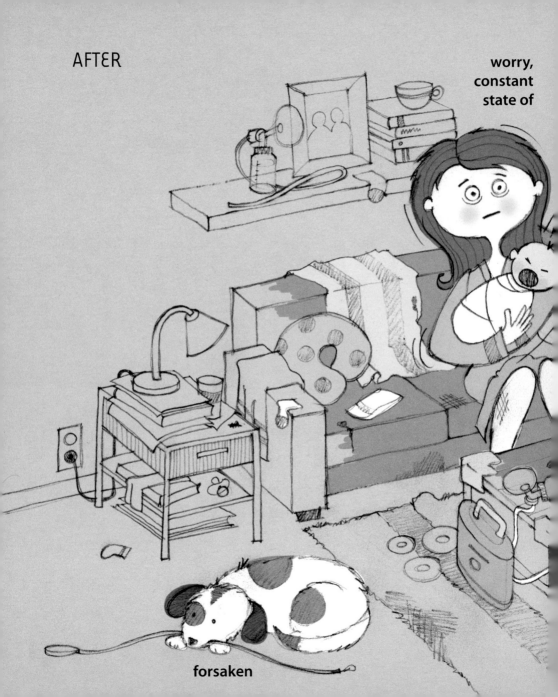

AFTER

worry, constant state of

forsaken

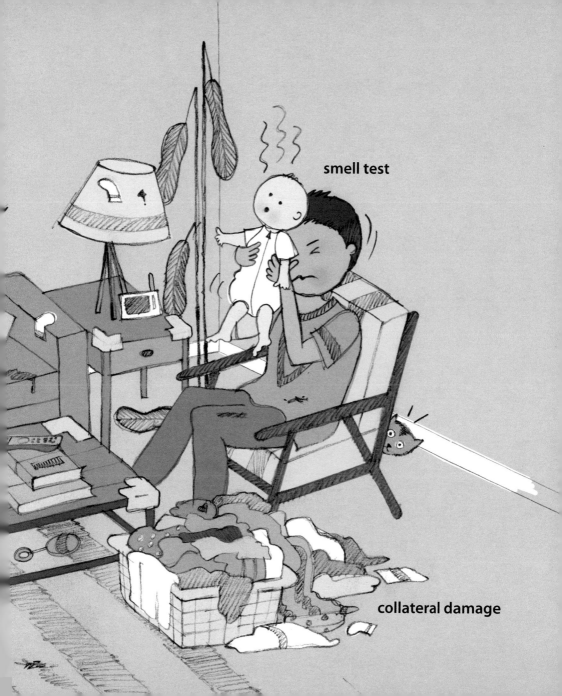

WINS

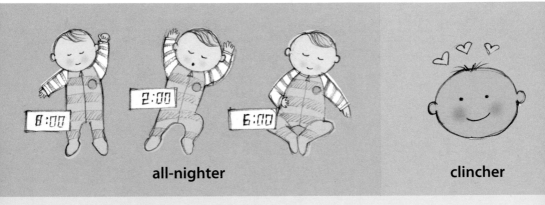

all-nighter

clincher

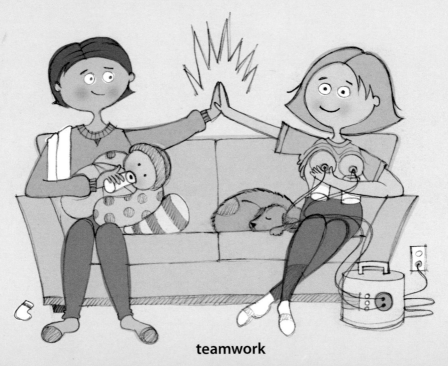

teamwork

LOSSES

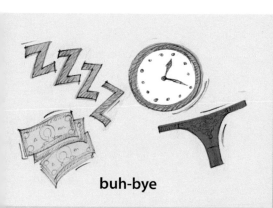

buh-bye

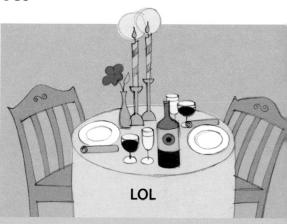

LOL

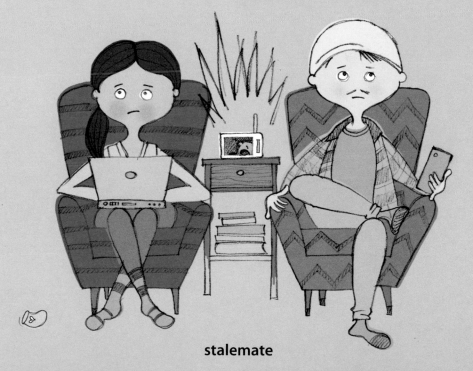

stalemate

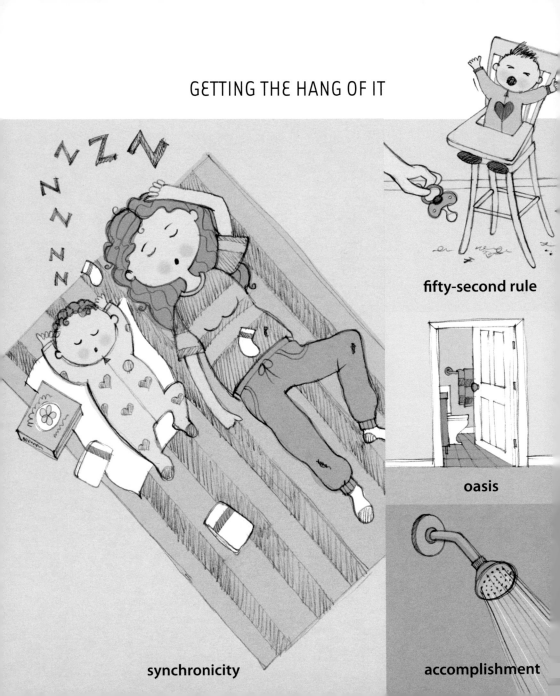

GETTING THE HANG OF IT

fifty-second rule

oasis

accomplishment

synchronicity

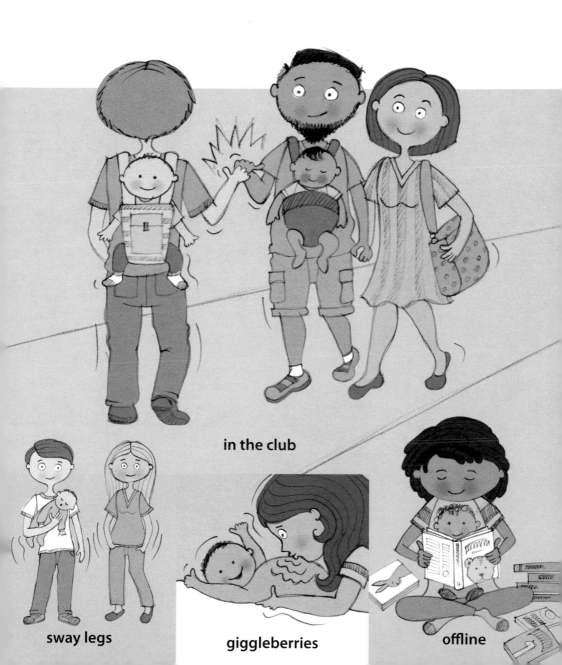

in the club

sway legs

giggleberries

offline

MILESTONES

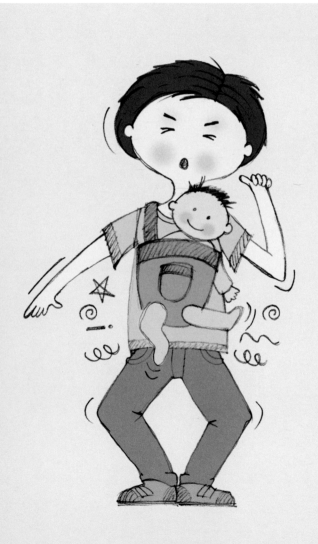

ballbuster

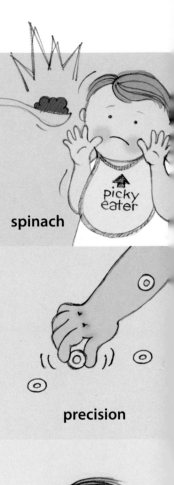

spinach

precision

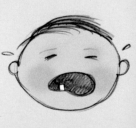

first-of-twenty

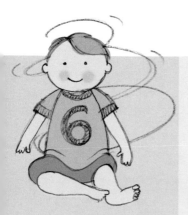

six-month abs

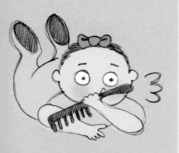

taste-tester

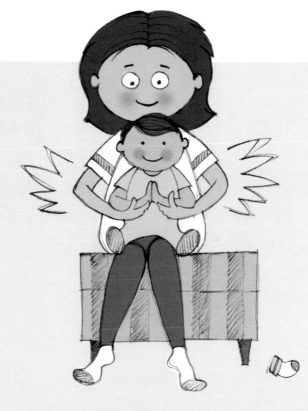

patty-cake

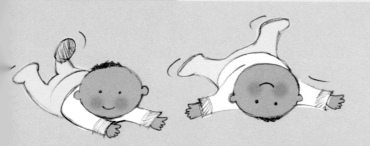

flapjack

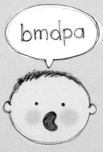

mama — or dada?

BLOOPERS

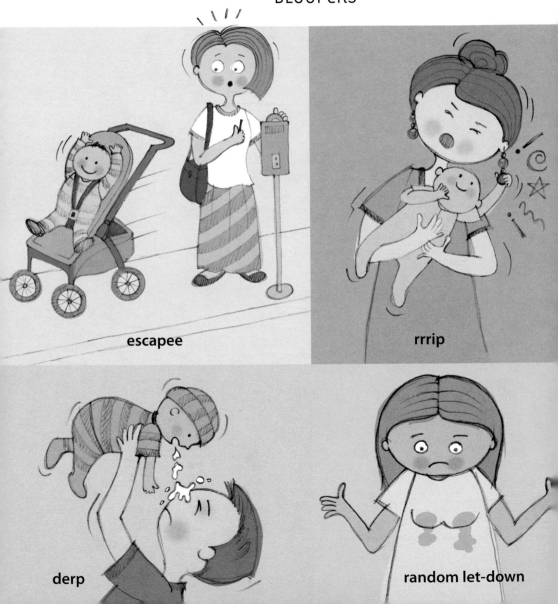

escapee

rrrip

derp

random let-down

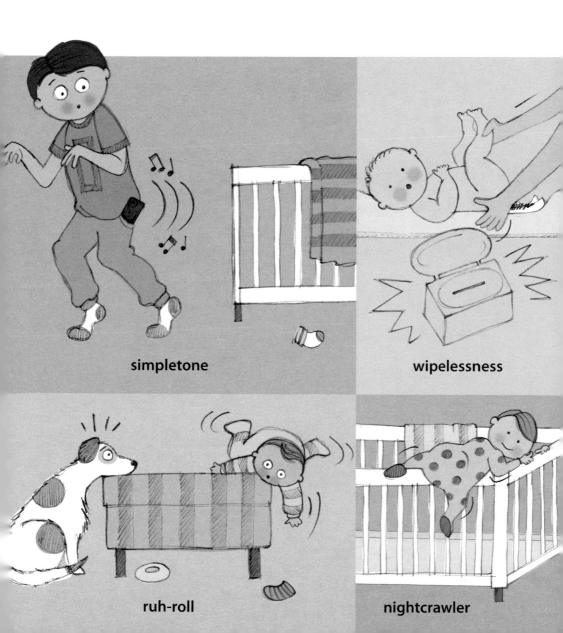

simpletone

wipelessness

ruh-roll

nightcrawler

BATTLE-SCARRED

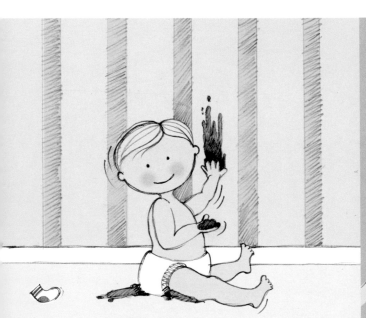

fingerpainting

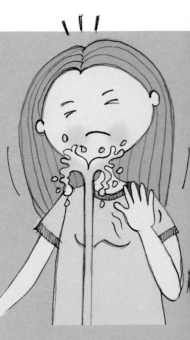

facial

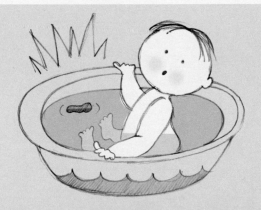

baby ruth

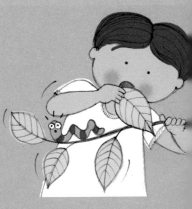

snacktime

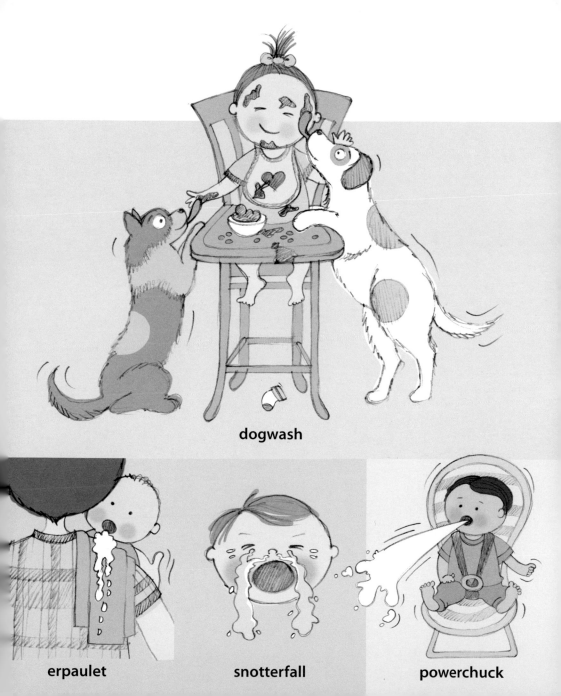

dogwash

erpaulet

snotterfall

powerchuck

LOCOMOTION

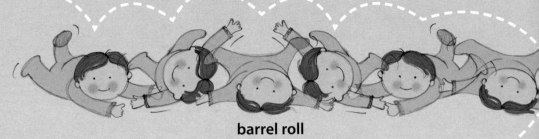

barrel roll

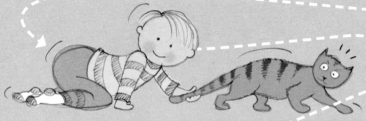

crawling (aka constant supervison required)

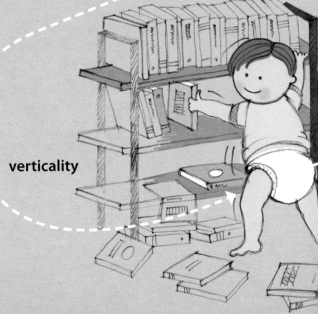

verticality

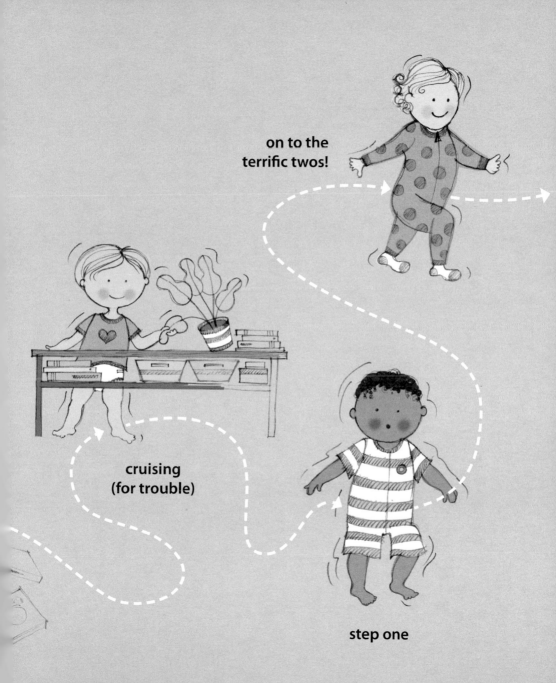

on to the
terrific twos!

cruising
(for trouble)

step one

HERE WE GO AGAIN?

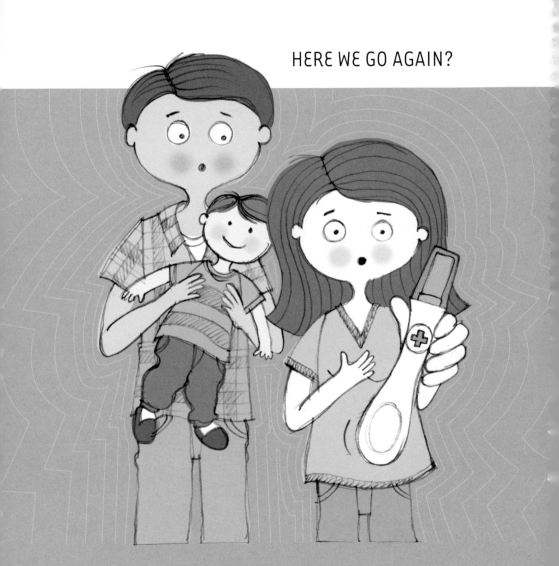

aftershock II

J S L A Y E T T E C I E A Y F P R U V E C Y
L E O K A C Y R I V S K L E B A L R G Q C E
H X G Y K J A Y Z Q G S C U Q T L E M N S
C O H V G G Z X Y J C G L U W K K L T G L E
V J H U P N P F Z I W E Q A Z Z Y I O A D B J E
I J N A Q Y K W M D H C S A C B E W E P N B H O
V T F E E K J U T Y S O T P X V H T I C I O N V
N K N V S U K V U G U U R L D D N C Z Z A E A N
Y A H B C J T H G N R W A A F R M K N T X W N N
G D T D E D G I Z K C V C S H C T A L N Y
M B Z N M J F O E W T T Z P I Y R Z L
R W E V B T N C N Q S D Z M L M O C J
L L I U X Q M L T R E Z B K E L A G O
E B U L M Q Q O E G A P O R E A Y P E F J
P F E F B R S E T N F Y A H Q N G S V S N
G Q Y F Y G F E B W K E O A T N Y V S
M H M V C P R R V C K S I H A C R A V Z
L H H U F Z W P L M S U V T N I P Q D H
J T K Q K W O E M J K V I F K N O G W S
T I Y U W Z P J H E A O V U L A T I O N
L S T G T H A U H W O Y U K N J S B M A S H V F
Q H F V I D L A T A N T S O P I D T R I T B C Y
U G A P O T M S L Y I G Q H Z X M L D T N X H S
K U S A J C R U L Q B J G U Y T C X S L X X Q Y